NOTICE

SUR LES

EAUX DE CAMBO

PAR

M. Honoré SILVA

Pharmacien de S. M. l'Empereur, chevalier de la Légion d'honneur,
Membre du Conseil d'hygiène de l'arrondissement de Bayonne,
Membre correspondant de la Société de pharmacie de Paris, etc., etc.

PARIS
IMPRIMERIE ALCAN-LÉVY
Rue Lafayette, 61, et passage des Deux-Sœurs

1870

LES EAUX DE CAMBO

Cambo est situé à 18 kilomètres de Bayonne, sur la frontière du pays basque, dans une riante vallée que traverse la Nive et qu'entourent plusieurs montagnes abondamment boisées et pourvues de richesses minérales et d'accidents de terrain qui en rendent l'abord aussi abrupte que pittoresque.

Quoique notre but soit de parler ici de la composition chimique des eaux de **Cambo,** de leur emploi au point de vue thérapeutique et médical, nous croyons qu'il ne sera pas hors de propos de faire précéder notre travail de documents relatifs à l'histoire naturelle de cette contrée, surtout pour ce qui a trait à la botanique, à la minéralogie et à la géologie.

Ces notions intéressantes seront précédées d'un historique de la localité depuis les temps les plus reculés, car, à notre sens, on ne saurait trop insister sur les origines d'un lieu, surtout quand ce lieu se recommande par des ressources aussi précieuses que les eaux minérales et autres produits que l'industrie est susceptible d'utiliser.

On a fait peu de recherches sur les origines de **Cambo**. Cependant il est incontestable que ses bains et ses eaux thermales ont été connus dès la plus haute antiquité.

Les **Vascons**, d'après **Suétone**, allaient aux bains de **Cambo**, allaient y boire même les eaux minérales, comme remèdes à une foule de maladies.

L'empereur **Commode** les prit à l'intérieur pour combattre une faiblesse d'estomac.

Les médecins arabes **Avicenne, Averrhoès,** lors de la domination des Maures en Espagne, recommandent les eaux de **Cambo** dans plusieurs de leurs ouvrages, malheureusement perdus aujourd'hui.

Charlemagne, atteint de la pleurésie, prit, dit-on, intempestivement ces eaux minérales, ce qui accéléra la terminaison funeste de la maladie.

En 1635, plusieurs souverains étrangers, entre autres des princes espagnols, allèrent prendre ces eaux.

Nous allons maintenant aborder ce qui se rapporte à l'histoire naturelle du pays.

A part l'entomologie, la faune y est peu riche; mais il n'en est pas de même pour les richesses botaniques et géologiques.

C'est ainsi qu'entre **Cambo** et **Itsatsou** nous avons rencontré plusieurs plantes remarquables. Nous citerons l'**Allium suaveolens,** le **Saxifraga gemu**, le **Crocus multifidus,** le **Cynanchum scandens;** sur les bords de la **Nive** : le **Cardamine latifolia, Pinguicula grandiflora.** — Au pas de Roland, au haut d'une éminence en quartz laiteux, nous avons cueilli le **Menziezia dabeoci**, plante du genre des bruyères.

Quant au terrain de **Cambo**, nous pensons, à l'encontre de plusieurs géologues, que le terrain primitif domine à **Cambo.** Au pas de Roland, un peu avant de Itsatsou, on trouve une montagne entièrement en quartz, très dangereuse pour le touriste, car au bas se trouve un précipice sans fond. C'est là que, comme nous l'avons dit, nous avons cueilli la **Menziezia dabeoci.** Plus loin se trouvent les *talcs schistes*, les *micas blancs*, les *kaolins*, les *feldspaths*. Le kaolin provient, comme on le sait, de la désagrégation du feldspath par les eaux, car ce minéral, qui est un silicate double de potasse et d'alumine, laisse dissoudre par l'eau le silicate de potasse, tandis que le silicate d'alumine reste insoluble pour constituer le kaolin.

Ce dernier produit est le plus souvent, à Itsatsou, imprégné de beaucoup de silice; ce qui rend indispensable et même nécessaire de le soumettre à un lavage avant de l'employer. La silice se dépose, et le kaolin ou argile blanche surnage.

En suivant la grande route qui mène à Itsatsou, on trouve, à gauche en allant, un gisement de schistes disposés en *zigzag*, que les géologues appellent schistes contournés, qui ne sont autre chose que les schistes ardoisiers d'Angers. Ces schistes contournés sont parvenus à fleur de terre par suite de soulèvements, et, d'après **M. Delbos,** ceux-ci seraient contemporains de l'époque où apparurent les ophytes de Dax.

Nous ne ferons pas ressortir ici l'utilité de tous ces minéraux en industrie et en agriculture. Chacun, à coup sûr, appréciera, sans être un savant, les avantages à retirer de l'exploitation convenablement dirigée de la terre à porcelaine.

Pendant longtemps, le mica blanc servit à faire des boîtes où l'on mettait le vaccin pour l'expédier dans les contrées lointaines.

Il est incontestable que la majeure partie des

galets ou cailloux roulés proviennent des quartz laiteux et des talcs schistes gris et noirs entraînés par la **Nive**, l'**Adour**, le **Gave** et la **Bidouze**; les débris de ces minéraux, en se frottant les uns contre les autres par l'action des courants, s'usent par leurs aspérités et par le tranchant des arêtes, pour former ces cailloux roulés employés par l'administration des ponts et chaussées à l'empierrement des grandes routes.

Les alluvions pierreuses du **Gave**, de **Peyrehorade** et de l'**Adour** n'ont pas d'autre origine.

Naturellement, les terrains de **Cambo** étant primitifs, et ceux de transition s'y trouvant d'une façon très restreinte et très problématique, il s'y rencontre peu de fossiles; mais le paléontologiste pourra se dédommager un peu plus loin. C'est ainsi que les carrières de **Bidache**, faisant partie du terrain crétacé inférieur, offriront au touriste et au savant curieux une ample moisson de pierres calcaires embellies et badigeonnées d'empreintes de fougères, de cycadées, de conifères, de palmiers antédiluviens.

Il n'est pas même nécessaire d'aller si loin, car bien souvent les Allées Marines de Bayonne sont empierrées avec ces débris paléontologiques, susceptibles d'attirer l'attention de l'observateur jaloux de voir de près les merveilles de la nature.

Puisque la géologie nous convie à ses agapes, nous voudrions faire passer sous les yeux de nos lecteurs le tableau de tous (1) les fossiles de **Dax** et de **Peyrehorade**; mais la sévère muse de la médecine nous rappelle aux eaux de **Cambo** en nous tirant par l'oreille, comme le dit Virgile et son interprète l'abbé de Marolles.

---

(1) Le minéralogiste trouvera de curieux échantillons de *spath-fluor* ou fluorure de calcium. On pourra aussi visiter la grotte d'Isturitz, où se trouvent de remarquables stalactites et stalagmites.

(*Note de* Mlle CAMILLE.)

ACTION THÉRAPEUTIQUE

DES

EAUX DE CAMBO

Cas dans lesquels on doit les employer

Incontestablement les bains et les eaux de **Cambo**, pris à l'intérieur, agissent comme torréfiant et roboratif dans les affections des viscères intérieurs. — L'effet purgatif produit par l'eau sulfureuse dispose, par son action excitante, les organes à recevoir l'impression tonique résultant de l'usage des eaux ferrées. De plus, les évacuations mettent le corps dans les conditions les plus salutaires à l'absorption des agents médicamenteux, car chacun sait que la pléthore est le plus grand obstacle à l'absorption.

Le soufre et le fer existent dans nos organes, et dès qu'ils cessent de s'y rencontrer dans les proportions normales, il y a atonie et délabrement des appareils dont ces organes font partie. Il est évident que des eaux minérales qui contiendront ces deux éléments, n'importe à quel état de combinaison, produiront de bons effets thérapeutiques.

C'est là ce qui a porté les praticiens à préconiser les eaux de **Cambo**.

Le régime, la qualité de l'air respiré influencent beaucoup l'action de toutes les eaux minérales, et sous ce rapport-là, **Cambo** est on ne peut mieux partagé. Les affections, certaines maladies des viscères intérieurs, le carreau, le rachitisme, ont souvent été combattues avec succès par les eaux dont nous faisons ici l'histoire. Bien plus, on a vu des fièvres rebelles se guérir par la double action de l'air et des eaux.

Mais il faut bien se garder de croire que l'on doive prendre les eaux à l'intérieur ou les bains sans règle ni mesure. On devra procéder par gradation et ne pas imiter certains malades qui, parce qu'ils prennent les eaux à forfait, s'ingurgitent avec excès, soit l'eau sulfureuse, soit l'eau ferrée. Il faut commencer par de très petites doses et augmenter progressivement.

Il est généralement admis que dans les maladies inflammatoires on doit s'abstenir des eaux de **Cambo**. Nous croyons que c'est là une erreur accréditée du temps de Bichat et de Broussais. Eclairée par de judicieuses observations, la médecine a relégué aujourd'hui les soi-disant inflammations dans les *incerte sedis* de la pathologie, c'est-à-dire qu'elle a fait le mot *inflammation* un peu synonyme du mot *hasard*, qu'en philosophie on définit : *l'ignorance de la cause.*

Accordons cependant aux partisans des vieux systèmes que les eaux de **Cambo** conviennent surtout dans les maladies chroniques. La chlorose, l'anémie cèdent aussi très rapidement à la salutaire action de ces eaux. On a, à ce sujet, fait de péremptoires observations.

Au reste, il est un point que personne ne nous contestera; c'est que les eaux minérales naturelles ont une action spéciale que n'ont pas les eaux artificielles ; car, comme l'a dit Linné : *Natura non facit valtus*, et malheureusement, avec nos moyens de manipulation, où la nature est violentée à chaque instant, nous enjambons à chaque instant tous ces infiniment petits, qui sont l'impénétrable secret de la création, secret destiné à être pour nous un mystère insondable.

Nous ne prétendons point faire des eaux minérales un remède à tous les maux, car il est des cas où il est indispensable de fournir des adjuvants aux forces microscopiques que la nature met en œuvre dans notre mécanisme physiologique.

Voici la meilleure marche à suivre pour prendre avec fruit les eaux de **Cambo** :

Le matin, de bonne heure, on prendra le bain en y restant peu de temps, dans le principe : cinq à dix minutes pour le premier... pour arriver à y rester une demi-heure à trois quarts d'heure; après quoi on prendra un ou deux verres d'eau soufrée ou ferrugineuse, selon l'affection...

Il faudra, si l'on prend de l'eau des deux sources, alterner chaque jour l'eau soufrée et ferrée.

On augmentera graduellement le nombre de verres jusqu'à 5 ou 6. Mais quel que soit le nombre il faudra toujours que l'estomac et le ventre soient libres. Hélas! c'est bien souvent faute d'observer ces précautions que l'on rend non-seulement inerte, mais encore nuisible l'effet de ces eaux si salutaires lorsque l'emploi en est bien dirigé.

Nous recommandons du reste à tous les malades de recourir aux conseils du médecin-inspecteur avant de commencer l'usage de ces eaux.

En agissant ainsi on s'épargnera bien des déboires et l'on n'aura qu'à se féliciter de cette active et efficace médication.

Un régime fortifiant sans excès, un exercice modéré, des distractions sagement choisies, la vue de sites enchanteurs, sont les adjuvants les plus sûrs du traitement par les eaux de **Cambo** dont nous allons maintenant présenter l'analyse et la composition chimique.

ANALYSE QUALITATIVE

DES

EAUX DE CAMBO

Eau sulfureuse.

Avec azotate de plomb. — Précipité gris-noir au bout de 24 heures.

Avec chlore liquide, acide azotique, contact de l'air.	Dépôt de soufre.

Eau ferrugineuse.

Avec teinture de noix de Galle. — Coloration noire.

Avec ferrocyanure jaune de potassium. — Coloration bleue.

ANALYSE QUANTITATIVE.

Eau sulfureuse.

Eau	999,200
Gaz :	
Acide sulfhydrique	0,010
Acide carbonique, air	0,005
Sels et corps organiques :	
Matière organique	0,115
Sulfate de magnésie	0,250
Carbonate de chaux	0,152
Sulfate de chaux	0,086
Silice, Alumine	0,182
	1,000,000

ANALYSE QUANTITATIVE.

Eau ferrugineuse.

Eau	999,000
Gaz	
Air	0,005
Acide carbonique	0,007
A Reporter...	999,012

Report........	999,012

Substance organique et sels :

Matière organique....................	0,240
Carbonate de fer.....................	0,476
Carbonate de chaux.................	0,175
Sulfate de chaux.....................	0,054
Silice et Alumine....................	0,043
	1,000,000

Les analyses quantitatives ont été faites sur mille parties d'eau en poids.

www.ingramcontent.com/pod-product-compliance
Lightning Source LLC
LaVergne TN
LVHW021531140926
848035LV00047B/1304